# OBSERVATIONS

SUR LES

# MALADIES DES OUVRIERS

EMPLOYÉS

## DANS LA MANUFACTURE IMPÉRIALE DES TABACS

DE LA

## VILLE DE LYON

Par le Docteur J.-B. YGONIN

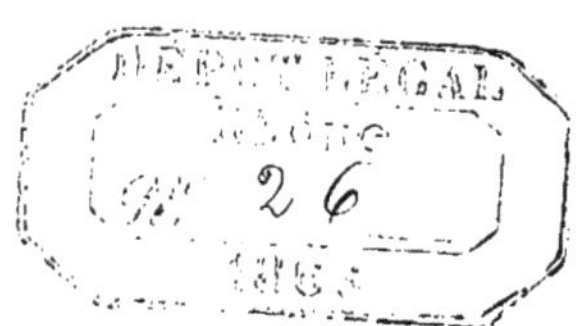

Médecin des Salles d'asile et du Bureau de bienfaisance,<br>Membre de la Société Impériale de Médecine,<br>Médecin de la Manufacture Impériale des Tabacs de la ville de Lyon.



LYON

IMPRIMERIE DE H. STORCK

Rue de l'Impératrice, 78

—

1866

# A MONSIEUR LE DIRECTEUR GÉNÉRAL



## ÉTABLISSEMENTS INDUSTRIELS DE L'ÉTAT

### Au Ministère des Finances

---

MONSIEUR LE DIRECTEUR,

Rechercher la vérité est le but constant des efforts
de tous ceux qui s'adonnent à l'étude de l'observation.
S'il est utile, je dirai même indispensable, de signaler au Corps médical et à l'Autorité les maladies produites par des causes spéciales se manifestant dans
une certaine catégorie de la classe laborieuse, j'ai pensé
qu'il n'était point aussi sans intérêt de faire connaître
l'action que peut exercer le tabac sur les ouvriers qui le
travaillent dans la Manufacture de Lyon, et de constater
surtout si cette action, considérée comme nuisible à la
santé, existe réellement.

Je n'aurais pas eu la prétention de publier les réflexions que le temps et l'expérience m'ont permis

de faire sur ce genre d'industrie, si je ne regardais comme un devoir de céder à un engagement pris à l'époque où le service médical de ce vaste établissement m'a été confié.

Un savant académicien a dit : Il faut que l'honnête homme sache arrêter son envie d'écrire pour écrire ; sa principale préoccupation doit être le progrès de la science, le bien de l'humanité ; sans cela on verrait naître chaque jour des opinions erronées et même désastreuses auxquelles on donnerait une importance d'autant plus grande que leurs auteurs se trouveraient placés dans une condition plus élevée. Quant à moi qui n'ai point l'orgueil de me croire doué des qualités qui constituent l'écrivain, je n'ai point à redouter ce reproche ; mon faible travail n'est que le fruit de nombreuses observations, recueillies durant plusieurs années et dont je viens aujourd'hui, sous la forme simple d'un compte-rendu, vous exposer le résultat.

Ne pouvant vous offrir un ouvrage plus complet, je réclame votre indulgence, et vous serez assez bienveillant, au moins je l'espère, pour tenir compte de mes bonnes intentions.

# OBSERVATIONS

SUR LES

# MALADIES DES OUVRIERS

EMPLOYÉS

DANS LA MANUFACTURE IMPÉRIALE DES TABACS

DE LA VILLE DE LYON

---

*Mémoire lu à la Société impériale de Médecine*

---

Depuis longtemps on a recherché quelle pouvait être l'influence des professions sur la santé des artisans, et les manufactures des tabacs sont comptées au nombre des établissements industriels qui ont, sous ce rapport, plus spécialement fixé l'attention des conseils d'hygiène publique et du gouvernement. On sait, en effet, que le tabac classé dans la famille des solanées vireuses est considéré comme une substance toxique dont les phénomènes physiologiques augmentent d'intensité par la présence de la nicotine qu'il contient, comme aussi par les préparations diverses qu'on lui fait subir avant de le livrer à la consommation. Partant de ce principe, il n'est donc point étonnant que quelques médecins aient été naturellement portés à admettre que cette plante, par sa composition et par

son alcaloïde si énergique, devait exercer une fâcheuse influence sur la santé de ceux qui sont journellement exposés
à son contact et à ses émanations.

Appelé par l'administration à succéder à mon digne et re-
gretté maître, M. le docteur Pointe, que je remplaçais déjà
comme suppléant depuis plusieurs années (1), ma première
pensée a été de savoir ce qu'il y avait de fondé dans tout ce
que l'on a dit relativement à l'action délétère du tabac sur
l'organisme, de m'assurer, ainsi que l'ont avancé des auteurs
recommandables par leur position, comme aussi par leur
réputation scientifique, si sa manipulation et ses émanations
donnaient lieu aux différentes maladies soit primitives, soit
consécutives, mentionnées dans les ouvrages tant anciens que
modernes que j'ai été dans le cas de consulter.

Encouragé dans mes projets par **M.** de Dreme, alors directeur
de la fabrique, dont les sentiments élevés, le mérite et le talent
lui ont valu les titres et la place qu'il occupe aujourd'hui (2). Je
me suis donc mis à l'œuvre, et avant de me prononcer, avant
de formuler une opinion que je me garderais d'imposer d'une

(1) M. Pointe fut nommé médecin de la Manufacture des tabacs en 1821,
et en a rempli les fonctions jusqu'au 15 février 1860, jour de sa mort,
c'est-à-dire pendant l'espace de 41 ans.

En 1854, son âge et surtout l'état de sa santé ne lui permettant plus de
faire régulièrement son service, sur sa demande, l'Administration me
désigna pour être son suppléant; de cette époque, datent mes observations.

(2) M. de Dreme, promu dernièrement au grade d'officier de la Légion-
d'Honneur, a été nommé administrateur des tabacs, au ministère des fi-
nances, en quittant la Manufacture de Lyon.

manière absolue, et dont je ne me fais responsable qu'à la condition qu'elle ne s'étend point au-delà des limites de la fabrique de Lyon, j'ai voulu voir et observer ; car livrer à la publicité avant le temps un travail qui, pour avoir une certaine valeur même relative, doit être le fruit de l'expérience, d'un examen sérieux et approfondi, ce serait le faire considérer comme trop incomplet, et l'exposer à une critique justement méritée. Ce n'est donc qu'après avoir réuni un assez grand nombre de matériaux, après avoir multiplié mes renseignements, en un mot, après avoir étudié mon sujet avec conscience, avec entière connaissance des faits et sans idée préconçue, que je me suis décidé à traiter une question à la vérité, déjà tant de fois débattue, mais sur laquelle, précisément à cause de son importance, il n'est point indifférent de revenir.

Pour commencer ce travail, j'ai dû profiter de tous les moyens d'investigation qui étaient en mon pouvoir et je me suis attaché d'abord à l'esprit du règlement qui ne pouvait que faciliter mes recherches. La Manufacture de Lyon, située au midi de la ville, à l'extrémité du quai du Rhône, occupe de 1000 à 1200 ouvriers, et dans une agglomération aussi considérable, serait-il bien surprenant de rencontrer quelques-uns de ces cas de maladies que celui qui en est atteint cherche à dissimuler ou n'accuse qu'avec peine soit par ignorance, soit par crainte ou indifférence, maladies que l'on redoute partout et toujours, susceptibles de se communiquer et qui pourraient ainsi se transmettre à un atelier tout entier, si un article du règlement, comme formalité principale à remplir, ne venait imposer l'obligation préalable d'une inspection rigoureuse? Or, pour la sécurité générale, les ouvriers ou ouvrières qui se destinent au travail de la fabrication du tabac, une fois admis, avant de pénétrer dans les ateliers, sont soumis à une première inspection faite par le médecin de l'établissement, et ne sont provisoirement acceptés qu'à la condition de faire, comme épreuve, de deux à quatre mois de stage; ce n'est qu'après ce laps de temps écoulé, qu'ils sont alors enregistrés et obligés de se présenter de nouveau dans mon cabinet, pour obtenir un dernier certificat d'admission définitive. Cette seconde visite a eu pour moi l'avantage de m'assurer si, dans cette période de temps, les ouvriers n'avaient point contracté de maladies susceptibles d'être communiquées, mais de plus j'ai pu interroger chacun d'eux en particulier, et comme ils n'ont aucune raison de me déguiser la vérité, il m'a été facile de m'éclairer sur les effets primitifs qu'ils avaient pu ressentir pendant les premiers jours passés dans leurs ateliers respectifs. Dans cette espèce d'enquête, j'ai dû m'adresser d'autant plus spécialement aux ouvriers ou ouvrières de chaque atelier nouvellement entrés, que ces derniers n'avaient encore pu oublier les impressions qu'ils avaient éprouvées, et que mes renseignements n'en devenaient que plus certains.

En poursuivant le but que je m'étais proposé, et pour me conformer aux vues de l'administration, j'ai présenté chaque année une statistique de l'état sanitaire des ouvriers de la manufacture inscrits sur deux registres, l'un pour les hommes, l'autre pour les femmes, divisés par colonnes sur lesquelles sont indiqués le nom, l'âge, l'atelier, le temps de séjour dans la fabrique, la nature de la maladie, la date à laquelle elle remonte et les observations qui en sont la conséquence. Cette statistique ainsi établie, porte assez ordinairement sur 350 à 400 malades par année, et tout en justifiant la nécessité des secours accordés par l'administration, elle m'a fourni la facilité d'obtenir des documents utiles, de recueillir des observations exactes, et de juger dans quelles proportions existent les affections dominantes dans le service médical qui m'a été confié.

A l'aide de ces divers matériaux, avec le témoignage des faits qui se déroulent devant moi, il m'a été possible de lutter contre cette incertitude que fait naître tout naturellement une divergence d'opinions, le plus souvent émises sous l'influence de l'exagération ou d'une fausse interprétation des phénomènes observés, et je viens aujourd'hui répondre à une question qui m'est encore chaque jour adressée, dont la solution intéresse au plus haut degré la santé d'une population nombreuse, et doit contribuer à dissiper les préjugés et les craintes des familles qui se destinent à ce genre de travail, en faisant connaître les conditions hygiéniques dans lesquelles se trouve, sous ce rapport, la fabrique de Lyon.

## EFFETS PRIMITIFS DU TABAC

J'ai suffisamment annoncé au commencement de ce mémoire que, suivant le plan que je me suis tracé, je n'ai eu l'intention de traiter ici des maladies de la manufacture qu'au seul point de vue de leur spécialité sans indiquer leur marche, leur durée, leur terminaison et les moyens employés pour les combattre. Pour ne point m'écarter de mon sujet, je m'attacherai donc exclusivement dans ce paragraphe à constater d'abord si, comme on l'a dit, les ouvriers éprouvent une altération quelconque dans leur santé lorsqu'ils débutent dans ces ateliers, et s'ils ont de la peine à s'accoutumer aux émanations et à l'odeur du tabac.

Ceux qui ne fréquentent point habituellement ces manufactures, qui ne connaissent point les conditions de salubrité que présente celle de Lyon en particulier, moins à la vérité par son ancienne construction qui laisse sous ce rapport beaucoup à désirer, que par sa position exceptionnelle (1) ; les soins rigoureux avec lesquels on renouvelle l'air plusieurs fois dans la journée, surtout aux heures où les ateliers ne sont plus occupés, et qui ignorent par conséquent toutes les mesures hygiéniques prises par l'administration dans l'intérêt de la classe laborieuse confiée à sa direction paternelle, ceux-

(1) Les bâtiments qu'elle occupe aujourd'hui furent construits en 1786 et destinés d'abord à une indiennerie : la manufacture des tabacs y fut établie en 1811.

là, dis-je, sont disposés à croire que les ouvriers qui ne sont point encore préparés à ce genre de travail, subissent tous essentiellement les conséquences funestes de cet atmosphère au milieu duquel ils se trouvent (1).

Si, en effet, les ouvriers, assez généralement, n'éprouvent, en débutant, qu'une sensation purement désagréable et passagère par l'odeur âcre, ammoniacale qu'ils respirent, portant son action sur la membrane pituitaire, laryngienne et la conjonctive, et qui se fait sentir plus spécialement dans l'atelier où sont déposées les feuilles des tabacs étrangers, un certain nombre aussi sont plus vivement, plus longuement impressionnés que les autres, et quoique les cas de ce genre ne soient ni aussi graves, ni aussi fréquents qu'on pourrait le supposer, cependant les recherches auxquelles je me suis livré m'ont conduit à admettre que des exemples n'en existent pas moins dans la manufacture de Lyon.

Sans faire l'énumération des statistiques antérieures, qui toutes d'ailleurs donnent le même résultat, je m'en tiendrai

(1) Les ouvriers se rendent tous dans leurs ateliers respectifs, le matin à six heures en été, à six heures et demie en hiver, et en sortent, dans toutes les saisons, à six heures du soir, à moins de circonstances exceptionnelles.

Ce temps de travail me paraît raisonnablement partagé, et en le considérant au point de vue hygiénique, en dépasser les limites actuelles surtout le soir, où pendant les courtes journées d'hiver, obligés de travailler à la lumière des lampes, ils respirent encore les vapeurs d'une huile le plus souvent mal épurée, serait, à mon avis, tout en favorisant l'ambition de l'ouvrier, l'exposer à des maladies occasionnées par un séjour trop longtemps prolongé.

à celles des cinq dernières années qui me serviront de preuve et de terme de comparaison.

Dans cet espace de temps l'administration a enregistré 544 ouvriers ou ouvrières, savoir :

| | | | | | |
|---|---|---|---|---|---|
| En 1860, | 22 hommes, | 80 femmes | ...... | 102 |
| En 1861, | 5 » | 111 » | ...... | 116 |
| En 1862, | 8 » | 77 » | ...... | 85 |
| En 1863, | 13 » | 131 » | ...... | 144 |
| En 1864, | 8 » | 89 » | ...... | 97 |
| | | Total : | ...... | 544 (1). |

Or, sur ce nombre de 544, 135 m'ont déclaré avoir éprouvé en débutant, de la céphalalgie, des vertiges, des nausées et un malaise général, symptômes se rattachant à un état d'ivresse incomplète *sui generis*, qui ont été plus ou moins intenses, plus ou moins bien déterminés, et dont la durée n'a pas dépassé, en général, plus de 24 à 48 heures, très-rarement une semaine, par exception 15 jours, mais toujours chez tous avec diminution progressive jusqu'à leur entière disparition. Les hommes m'ont paru beaucoup moins sujets que les femmes à ressentir les effets du tabac, et les enfants moins que les adultes arrivés à l'âge de 15 à 18 ans parmi les ouvrières surtout occupées à la fabrication des cigares faits avec le tabac étranger.

(1) Je dois ces notes à l'obligeance du respectable M. Dareste, alors contrôleur, dont l'âge et les fatigues l'ont engagé à prendre sa retraite, et à celle de M. Yvan, dont les excellents rapports viennent adoucir chaque jour les regrets occasionnés par le départ de son prédécesseur.

En tenant compte de ces considérations, il est certain que vouloir nier cette influence primitive d'une manière absolue, surtout chez les personnes douées d'une très-grande sensibilité nerveuse, ce serait aller contre l'évidence, ce serait tomber dans cette exagération déjà tant de fois reprochée à ceux qui considèrent le tabac ou comme tout-à-fait inoffensif, ou comme nuisible et même très-dangereux.

Mais tout en reconnaissant l'existence des faits que je viens de signaler, toutefois ces chiffres n'ont qu'une valeur relative peu inquiétante ; car ils ne représentent qu'une faible minorité ; de plus, ces sensations pénibles, mais sans gravité, qui semblent avoir leur point de départ du côté de l'appareil cérébral, réagissant sur quelques-uns des organes qu'il tient sous sa dépendance, n'ont été en quelque sorte que passagères, et les ouvriers qui en étaient atteints n'ont été que rarement dans le cas de suspendre momentanément leur travail.

Ce n'est donc point sans raison que la plupart des médecins modernes qui ont traité ce sujet, s'accordent à admettre que les ouvriers s'accoutument facilement à la fabrication des tabacs sans inconvénients graves pour leur santé. L'expérience ne nous apprend-elle pas d'ailleurs chaque jour combien l'habitude émousse la sensibilité comme nous le prouvent, avec tant d'autres exemples, et le temps que nous passons nous-mêmes dans les amphithéâtres, et celui que consacrent au service des malades dans les salles de nos hôpitaux, ceux qui passent la plus grande partie de leur existence au milieu des miasmes, des odeurs fétides et nauséabondes qu'exhalent les maladies et les plaies de toute nature, sans que cependant leur santé en soit, généralement, d'aucune manière altérée. Je ne veux pas dire pour cela que la fabrication des tabacs soit une profession très-agréable pour celui qui l'exerce ; mais considérée au point de vue de son action délétère, donnant lieu aux désordres fonctionnels dont on a tant parlé, je crois qu'elle ne mérite pas une aussi sérieuse attention, et si un certain nombre d'ouvriers abandonnent leurs ateliers dans le courant de la première année, cette retraite ne doit être attribuée qu'à des causes diverses que je ne ferai que signaler ici, et qui pour la plupart sont étrangères à cette influence primitive, comme le prouve le tableau suivant :

## SORTIES.

Du 1er Janvier au 31 Décembre 1864.
Sur une population de 1139 ouvriers.

### Total 110.

Femmes...................... 99
Hommes .................. ...... 11
Nombre égal à 110

## FEMMES.

### AGE.

De 15 ans à 20 ans .......... 21

20 ans à 30 ans .......... 27

30 ans à 40 ans .......... 33

40 ans à 50 ans .......... 15

50 ans à 65 ans .......... 3

Nombre égal à 99

## ATELIERS.

Confection des Cigares.......... 79

Epoulardage.................... 4

Robage ........................ 4

Capsage ....................... 8

Paquetage des Cigares.......... 3

Filage......................... 1

Nombre égal à 99

## Motifs de la Sortie et du Renvoi.

Volontairement :

Changement de position.........  
Salaire insuffisant............. } 51  
Découragement pendant l'apprent<sup>se</sup>  
Affaires de Famille ...........

Renvoi pour absences prolongées. 32

Renvoi pour indiscipline........ 6

Décès ......................... 10

Nombre égal à 99

# DÉCÈS.

| ATELIERS. | AGE. | MALADIES. |
|---|---|---|
| Epoulardage. | 57 ans. | Apoplexie. |
| Aux Cigares. | 26 » | Phtisie. |
| Aux Cigares. | 40 » | Métrite chronique. |
| Aux Cigares. | 29 » | Phtisie pulmonaire. |
| Robage. | 62 » | Catarrhe pulmonaire. |
| Aux Cigares. | 34 » | Pleuro-pneumonie. |
| Aux Cigares. | 26 » | Metro-peritonite. |
| Capsage. | 64 » | Catarrhe pulmonaire. |
| Filage. | 55 » | Catarrhe pulmonaire. |
| Aux Cigares. | 30 » | Phtisie. |

## HOMMES.

### Total . . . . 11

| ATELIERS. | AGE. | Motifs de la sortie ou du renvoi. | MALADIES. |
|---|---|---|---|
| Mouillade. | 78 ans. | Décédé. | Catarrhe pulm. |
| Paquetage. | 17 » | Indiscipline. | |
| Paquetage. | 17 » | Volontairement. | |
| Ecotage. | 75 » | Décédé. | Catarrhe pulm. |
| Torréfaction. | 32 » | Volontairement. | |
| Journalier. | 41 » | Volontairement. | |
| Mouillade. | 64 » | Décédé. | Anévrisme. |
| Balayeur. | 81 » | Décédé. | Catarrhe pulm. |
| Scaferlati. | 36 » | Volontairement. | |
| Réparations. | 19 » | Volontairement. | |
| Paquetage. | 17 » | Indiscipline. | |

## EFFETS CONSÉCUTIFS DU TABAC.

Si, au début de leurs travaux, les ouvriers n'éprouvent aucune altération dans leur santé, d'une manière sensible, évidemment, a-t-on dit, ils contractent des maladies spéciales
après un temps plus ou moins long passé dans leurs ateliers;
telle a été l'opinion de plusieurs médecins d'une autorité incon-
testable qui ont traité ce sujet à une époque déjà bien éloignée
de nous. Ramazzini, et après lui Fourcroy, Cadet-Gassicourt,
Tourtelle, Patissier, Mérat.... après avoir parlé de céphalalgie,
de vertiges, nausées et vomissements, ont avancé que la fabrication des tabacs donnait lieu aux coliques, à la dyssenterie,
à l'amaigrissement général, à la décoloration des tissus, au
tremblement nerveux et musculaire, à l'asthme, aux inflammations pulmonaires et gastro intestinales..... et à une foule
d'autres maladies dont je me dispenserai de faire une plus
longue énumération.

Lorsque des écrivains, qui ont acquis une si haute et si juste
célébrité, léguent à la postérité le fruit de leurs études et de
leur expérience, nous n'avons qu'à applaudir à leurs efforts
et à rendre justice à leurs travaux ; cependant, si cette opinion
qui leur appartient, avancée comme principe, comme règle
générale, laisse par la suite quelque incertitude sur la justesse
de leurs idées, de leurs appréciations, si les progrès de la
science et de l'industrie sont venus modifier le cours des événements, quelle que soit l'autorité du nom, quel que soit le titre

2

acquis à notre reconnaissance, nous devons en appeler au jugement des hommes compétents et éclairés qui leur succèdent, si l'on veut ne point s'exposer plus tard à des erreurs et à des déceptions. Or, ces assertions des temps anciens me paraissent d'autant plus exagérées, qu'elles ne répondent ni à mes propres observations, ni à celles des médecins modernes, que j'ai consultés, sans vouloir cependant en contester l'exactitude et l'authenticité.

M. le docteur Berruti, professeur de physiologie à l'université de Turin, dans un mémoire intitulé : *De l'usage du tabac et de la santé des ouvriers qui travaillent dans les fabriques de ce produit,* soutient, d'après un grand nombre d'observations recueillies par lui-même, que tout ce qu'on a écrit sur l'influence malfaisante du tabac chez les ouvriers est exagéré et erroné, et que les maladies ou les accidents attribués au tabac étaient indépendants de l'influence de cette plante.

Dans un remarquable rapport, sur un document adressé à l'Académie de médecine par le gouvernement, il y a quelques années, M. le docteur Mélier, moins exclusif que M. Berruti, tout en admettant que le tabac peut ne pas être complètement exempt de toute action sur les ouvriers, ajoute que grâce aux améliorations qui ont été introduites dans les manufactures, ses effets sont loin d'être aussi graves qu'on le croyait autrefois; cependant parmi les effets consécutifs du tabac, il signale une altération particulière du teint, qui prend une nuance grise, tenant à la fois de la chlorose, de certaines cachexies et s'annonce par des diarrhées abondantes, de l'insomnie et une agitation fatigante, des nausées, la perte de l'appétit et l'amaigrissement. Cet accident qui ne se prononce qu'après un temps assez long, deux ans au moins, selon M. le docteur Hurteaux, ne se manifeste que sur un petit nombre des ouvriers, qui défont les masses, et plus spécialement dans l'atelier des cases où le travail est extrêmement pénible et ne saurait être longtemps continué.

D'après ces indications, j'ai visité moi-même plus spécialement ces deux ateliers; j'ai interrogé et examiné un assez grand nombre d'ouvriers qui travaillent depuis plusieurs années dans la fabrique de Lyon, et ce phénomème qui a pu exister dans d'autres manufactures, ne s'est point encore présenté à mon observation (1).

(1) Je dois ajouter cependant que chez plusieurs d'entr'eux on peut, en effet, remarquer, à la sortie des ateliers, un teint pâle, blaffard, semblable à celui que présentent les chloro-anémiques et que l'on pourrait attribuer à l'influence de la profession, mais qui n'a rien de commun avec la coloration morbide des tissus. Cet aspect extérieur, tient à la poussière fine du tabac se déposant sur la peau, se combinant avec la transpiration cutanée, et formant ainsi une espèce de verni qui disparaît ordinairement à la suite de l'immersion dans un bain dont l'usage est beaucoup trop négligé par la classe ouvrière de la fabrique qui, par une économie malentendue mais aussi très-souvent obligée, recule devant cette dépense réservée alors à des objets de première nécessité.

L'administration, dans sa sollicitude, comprenant combien cette mesure hygiénique est indispensable à l'entretien de leur santé, avait eu l'intention d'établir un cabinet de bains dans la manufacture où l'eau chaude fournie par la machine coule en abondance, et pourrait, dans ce cas, être très avantageusement utilisée. Le défaut d'un local convenable s'est opposé jusqu'à ce jour à l'accomplissement de ce projet.

M. Fermond, pharmacien en chef de la Salpêtrière, dans son intéressant ouvrage intitulé : *la Monographie du Tabac*, tout en confirmant l'opinion émise par M. Mélier, résume ainsi la question : Les observations des médecins, dit-il, sont unanimes pour établir que le tabac ne produit que peu d'effets sensibles sur les ouvriers qui se livrent à ses diverses manipulations, alors même qu'ils n'y sont pas habitués. D'ailleur ces effets sont passagers et les ouvriers ne tardent pas à n'en être plus impressionnés. Les deux ateliers où se sont plus particulièrement fait remarquer cette influence sont celui où se fait la dessiccation du scaferlati, dont les émanations paraissent exercer sur quelques sujets d'une sensibilité nerveuse très-prononcée une impression réelle et plus ou moins durable et celui où se produit la fermentation en masses des feuilles hachées destinées à la préparation des tabacs à priser. Néanmoins les effets observés sont assez rares, pour que l'on n'en doive par moins considérer le travail de la fabrication, comme étant d'une innocuité reconnue sur la santé des ouvriers.

Ce parallèle entre l'opinion des auteurs anciens et celle des auteurs modernes me permet donc d'établir en principe que tout en profitant des leçons de nos maîtres, tout en puisant à la source de leur profonde érudition, de leur longue expérience, il faut oser douter un instant, observer nous-mêmes, savoir nous faire une opinion basée sur ce que nos sens et notre propre jugement nous aurons fait connaître, et c'est ainsi que à l'aide de nombreuses et sérieuses observations, nous abandonnerons le champ trop vaste des hypothèses pour arriver à la réalité.

Il y a 30 ans environ, j'en ai été le témoin, la vapeur n'avait point encore été appliquée à l'industrie des tabacs dans notre ville, et la fabrique de Lyon n'était point ce qu'elle est aujourd'hui ; sans entrer dans les détails de plusieurs autres améliorations qui ont été introduites depuis cette époque, la torréfaction, le hachage, la pulvérisation et le tamisage qui se faisaient alors à force bras, mettaient d'une part les ouvriers en contact plus direct avec les diverses émanations du tabac ; de l'autre, en nécessitant une somme plus considérable de force et en rendant le travail plus long et plus pénible, les disposaient davantage à contracter ces maladies qui sont la conséquence de la suppression de la transpiration et donnaient lieu, en effet, à des inflammations plus ou moins graves des organes de la respiration et des membranes muqueuses et séreuses soumises à cette influence. Dans de telles conditions, certaines maladies mentionnées dans les auteurs ont pu exister, je ne veux point le nier ; mais le nombre toutefois me paraît trop exagéré, et je suis porté à croire que quelques faits isolés ont été trop facilement généralisés, et que la plupart de ces manifestations morbides dont on a tant parlé, et dont on a donné une si effrayante description, n'ont pu être que le résultat d'une idée préconçue et dictée plutôt par l'imagination que par une exacte et rigoureuse observation.

Au nombre des améliorations apportées depuis quelques

années à la fabrication des tabacs, nous devons à M. le Directeur général actuel, M. Rolland, une découverte qui, au point de vue hygiénique en particulier, présente des avantages incontestables. La torréfaction du scafarlati se pratiquait autrefois au moyen d'une plaque en tôle, portée à un certain degré de chaleur, sur laquelle on étendait les feuilles de tabac mouillées et hachées qui, continuellement retournées, laissaient alors, en se desséchant, dégager une vapeur âcre fort désagréable et essentiellement nuisible à la santé des ouvriers chargés de ce travail. Le cylindre creux inventé par M. Rolland a triomphé des inconvénients reprochés avec raison à l'ancien système, et ce nouveau torréfacteur, appliqué aujourd'hui à peu près généralement, doit être considéré comme une découverte importante qui restera acquise à ce genre d'industrie.

Pour ne point m'écarter des limites que je me suis imposées dans ce travail, sans rappeler tous les renseignements fournis par mes très honorables collègues des diverses manufactures de France, je m'arrêterai simplement à la fabrique de Lyon.

M. le docteur Pointe écrivait en 1828 : Les diverses préparations que l'on fait subir aux feuilles de nicotiane dans les manufactures, particulièrement en France, sont loin d'avoir pour la santé de ceux qui y sont employés des résultats aussi dangereux que beaucoup d'autres fabrications ; néanmoins la fabrication du tabac chez nous compromet encore assez souvent la santé et quelquefois même la vie des ouvriers, pour qu'il soit utile de faire un sujet d'étude spéciale des maladies qu'elle occasionne ; il ajoute : Les seules maladies connues dans la manufacture de cette ville sont : des inflammations des voies respiratoires, la phtisie pulmonaire, la gastro-entérite ; il a observé également des ophtalmies, des douleurs de tête, des rhumatismes, des ulcères aux jambes, des anthrax, des furoncles, des panaris et la dyssenterie qui y règne à certain temps de l'année.

Ces indications vagues et générales, à la vérité, n'étant appuyées ni sur une statistique régulière, ni sur des chiffres qui seraient venus établir un terme de comparaison et donner plus de force à son opinion, furent le sujet d'une critique amère contre l'auteur du mémoire ; on ne tint compte ni de son caractère, ni de ses intentions, ni des circonstances dans lesquelles il se trouvait, ni du temps où il écrivait. Ne pas s'être plus catégoriquement expliqué sur les causes nombreuses et variées qui, peut-être plus facilement qu'aujourd'hui, compromettaient alors la santé et même la vie des ouvriers, est le seul reproche qu'on pouvait lui adresser, et cependant, MM. Parent-Duchâtelet et Darcet, en 1829, accusèrent publiquement M. Pointe d'avoir voulu, par opposition systématique, considérer, sans preuves suffisantes, toutes les maladies désignées dans son mémoire comme appartenant exclusivement à l'influence du tabac, et ce blâme jeté ainsi avec une certaine aigreur fut, à mon avis, trop injustement accueilli par la plupart des journaux de médecine qui paraissaient à cette époque. Quant à moi, qui ai été dans le cas d'apprécier l'esprit observateur et le talent de M. Pointe, en faisant la part du temps où se passaient ces événements, j'ai la conviction que les renseignements fournis par M. Pointe, dont lui seul était responsable, ont été mal jugés, mal interprêtés, et si l'on a pu contester d'une manière aussi absolue les opinions qu'il a émises dans cette question je dois défendre sa mémoire au moins contre le système de contradiction dont on l'a si partialement accusé. Placé sans doute aujourd'hui dans des conditions plus favorables, comme M. Pointe, j'ai rencontré et je rencontre à la vérité, chaque jour, ces mêmes maladies dans la manufacture, mais dans une proportion comparativement si minime, qu'il me paraît impossible d'en faire une classe à part, et de les attribuer exclusivement au tabac. En effet, et on le comprendra comme moi, deux ou trois de ces mêmes affections prises isolément sur un nombre de 100 ouvriers par exemple, ne forment pas plus des maladies spéciales au tabac dans ce cas, que dix maladies de même nature disséminées dans le même quartier sur une population de 5000 âmes, ne constituent une épidémie. Or, s'il est arrivé qu'à certaines époques de l'année, des furoncles, des panaris, des dyssenteries... . se sont observés dans la manufacture avec une certaine prédominance, je les ai toujours vus présentant les mêmes caractères, la même marche, la même intensité des autres maladies régnantes dans les divers quartiers de la ville, faisant cause commune avec elles, et se trouvant alors sous la même dépendance des écarts de régime, de la mauvaise alimentation, des changements de saison, des variations de la température et de la constitution atmosphérique en général.

Quoique de nos jours le tabac ne soit que très-rarement employé en médecine, compté néanmoins parmi les meilleurs médicaments de la thérapeutique, je n'ai point à l'examiner dans son administration tant à l'intérieur qu'à l'extérieur et sous ses formes pharmaceutiques plus ou moins variées ; mais considéré simplement dans son état de fabrication, je ne passerai point sous silence le rôle qu'on lui a fait jouer comme préservatif contre un certain nombre de maladies. Ainsi, M. Ruff, de Strasbourg, et quelques autres médecins, ne partageant pas l'opinion de M. Mélier qui n'a aucune confiance dans cet heureux résultat, ont prétendu que la phtisie pulmonaire était plus rare chez les ouvriers qui travaillent le tabac ; que les émanations de cette plante en ralentissaient la marche et dans quelques cas pouvaient même la guérir. J'ai moi-même à traiter chaque année dans la fabrique de Lyon quelques-unes de ces affections assez fréquentes dans notre ville et je ne crois pas que ce moyen préconisé puisse ni en arrêter ni en précipiter le terme fatal d'une manière sensible ; je les ai toujours vues poursuivre leur marche plus ou moins lente, plus ou moins progressive ; ces malades travaillent jusqu'à ce que leurs forces les abandonnent, puis se retirent dans leurs familles et plus ordinairement dans les hôpitaux où ils ne tardent pas à succomber.

Je ne crois pas davantage à l'action préservative des simples émanations du tabac contre la gale, comme on l'a avancé ; dans ce cas trop de crédulité peut devenir une faute grave, et comme moyen prophylactique plus certain, lorsque ces exemples rares se présentent, je prends le parti de renvoyer provisoirement des ateliers les ouvriers qui en sont atteints et de les soumettre au traitement approprié à leur état jusqu'à leur complet rétablissement.

Les fièvres intermittentes n'existent pas dans la fabrique de Lyon sans que pour cela on soit en droit d'en attribuer la cause à l'influence salutaire du tabac ; car elles ne se montrent pas davantage aussi fréquemment qu'autrefois dans ce quartier de Perrache qui, par les nombreuses transformations qu'on lui a fait subir, se trouve aujourd'hui entièrement régénéré et par conséquent à l'abri des mauvaises conditions hygiéniques qui, anciennement, pouvaient les produire.

On a dit que les ouvriers de la fabrique de Lyon avaient été préservés de la fièvre typhoïde qui a sévi à diverses époques dans cette ville ; pendant l'épidémie qui a régné en mars et avril 1863, quelques cas parmi eux se sont précisément manifestés, ce qui prouverait que ceux qui travaillent le tabac ne sont pas plus exempts de la contracter que les ouvriers appartenant aux autres professions.

Les maladies qui règnent dans la manufacture de Lyon sont assez variées en raison des causes qui les déterminent : dans les ateliers des cigares occupés chacun par 100, 200 et 300 ouvrières, où par conséquent on est obligé d'entretenir une ventilation suffisante, soit au moyen des fenêtres ouvertes, soit par des cheminées d'appel que l'on y a fait établir (1); les maladies les plus ordinaires sont : les coliques utérines, les névralgies, les otites, les esquinancies, les fluxions dentaires, les torticolis, les laryngites et les ophtalmies.

Dans les ateliers de l'écotage, du capsage et du robage, les ouvrières étant moins nombreuses et plus disséminées reçoivent moins facilement l'influence des causes que je viens d'énumérer et sont moins souvent indisposées.

Chaque année j'ai à inscrire quelques cas des divers genres de rhumatismes, articulaire, nerveux et musculaire, soit à l'état aigu, soit à l'état chronique, et les ouvriers chargés de mouiller les feuilles du tabac, étant constamment dans l'humidité, sont plus exposés que les autres à contracter ces sortes de maladies.

Les gastro-entérites et les dyssenteries qui appartiennent au mois d'août et septembre, et les diverses éruptions cutanées, tels que les furoncles et les panaris, sont des maladies qui existent dans la manufacture, mais elles ne se manifestent point d'une manière aussi générale qu'on a bien voulu le dire et ne méritent pas, sous ce rapport, qu'on en fasse une mention spéciale.

(1) Ces cheminées d'appel, telles qu'elles existent encore aujourd'hui, par un vice de construction contraire aux conditions hygiéniques, présentent l'inconvénient de porter plus spécialement leur action sur les extrémités inférieures des ouvrières qui s'en trouvent trop rapprochées et de les exposer ainsi à contracter des maladies que l'on pourrait éviter.

Pendant l'hiver et dans les premiers jours du printemps on voit ordinairement surgir, chez les hommes surtout adonnés à un travail beaucoup plus pénible, les bronchites, les fièvres catarrhales muqueuses, les pleuro-pneumonies, qui se déclarent alors aussi bien dans l'atelier des cases et des masses en fermentation que partout ailleurs sous l'influence des variations atmosphériques, et qui viennent grossir la liste des malades soumis à nos conseils et à notre traitement. Toutefois, comme d'une part, le produit du travail de la fabrique ne met pas toujours à l'abri du besoin, et que de l'autre tous les membres de la même famille, incessamment obligés de subvenir à leur existence de chaque jour, ne peuvent que difficilement se donner des secours réciproques sans nuire évidemment à l'intérêt de tous, lorsque les maladies qui les atteignent dépassent une certaine durée, lorsque surtout elles arrivent à un degré d'intensité qui les forcent à quitter leur travail, les hôpitaux deviennent alors leur plus favorable ressource. Mais il est à remarquer que dans le service des hommes, aussi bien que dans celui des femmes, chez les ouvriers entrés dans la manufacture depuis un mois à trois mois, les maladies traitées n'ont pas dépassé, en général, huit jours de date : comme aussi chez les ouvriers entrés depuis plus d'un an, elles se sont présentées à l'état aigu, et ne remontaient pas à plus d'un mois d'existence ; dans le cas contraire, elles appartenaient alors à cette catégorie d'affections chroniques, qui se déclarent avec l'âge et sous l'influence de toutes les causes qui existent ou peuvent exister dans les autres professions (1).

Après avoir parlé des causes qui paraissent avoir une action plus directe sur l'organisme, il n'est pas sans intérêt de signaler ici une de ces maladies qui par sa persistance et les proportions relativement plus considérables avec lesquelles elle s'est montrée tous les ans, a, sous le rapport de son étiologie, plus particulièrement fixé mon attention. En jetant un coup d'œil sur les statistiques du service médical, j'ai observé que pendant l'année de 1860, sur un total de 358 malades, il y a eu 107 cas d'embarras gastriques simples ou compliqués ; en 1861, sur 430, le nombre de ces maladies s'est élevé à 186 ; en 1862, sur 396, il a été de 174 ; en 1863, sur 439, de 86, et en 1864, sur 447, de 134. Ces affections de même nature, se renouvelant chaque année beaucoup plus généralement que les autres, sembleraient d'abord venir confirmer les renseignements fournis sur la manufacture de Lyon, et l'on serait tenté de croire que ce qui était regardé comme une simple supposition, serait alors un fait accompli. Mais ces troubles fonctionnels des voies digestives que l'on retrouve plus particulièrement chez les femmes, peuvent être attribués à des causes diverses ; si quelques-uns d'entr'eux s'expliquent, selon les époques de l'année, par une impression de froid portée

(1) L'amaigrissement général, la décoloration des tissus, le tremblement nerveux et musculaire, l'idiotisme, sont des maladies qui, chez les hommes aussi bien que chez les femmes, ne se sont point encore jusqu'à ce jour présentées à mon observation dans la fabrique de Lyon.

sur les muqueuses et appartenant aux maladies régnantes de la saison, un grand nombre tiennent aussi à des indigestions, à des écarts de régime, à une mauvaise alimentation, et comme ces manifestations se reproduisent surtout après chaque repas, tout en admettant que malgré la force de l'habitude, les émanations et l'odeur du tabac ne sont pas sans exercer une certaine influence fâcheuse sur le premier travail de la digestion, je crois aussi qu'elles sont déterminées par la position exceptionnelle dans laquelle se trouvent ces familles. En effet, la plupart des ouvriers de la fabrique, pour obtenir une location à un prix moins élevé, sont obligés d'habiter le faubourg de la Guillotière, le quartier dit de la Mouche et l'extrémité sud du quartier de Perrache, tandis que le plus petit nombre est disséminé dans l'intérieur de la ville. Il n'est donc pas étonnant de voir cette fréquence avec laquelle on observe chez eux ces phénomènes morbides, lorsque l'on considère la distance qui les sépare de la manufacture, et le temps qu'ils emploient pour la parcourir ; l'obligation où les femmes, en particulier, se trouvent en rentrant dans leur domicile qu'elles ont quitté le matin, de faire leur ménage, de visiter leurs enfants, ordinairement confiés aux soins et à la surveillance de leurs voisins, la rapidité avec laquelle elles sont obligées de préparer et de prendre leurs repas, composés, le plus souvent, de substances indigestes, et même à peine terminé au moment où le dernier coup de la cloche les appelle dans leurs ateliers. Tels sont les causes variées de ces prédispositions aux

indigestions qui se déclarent si fréquemment, à la suite des-
quelles malgré les soins qui leur sont immédiatement prodi-
gués, ne se manifestent pas moins ces symptômes caractérisant
les maladies désignées sous le nom d'embarras gastriques,
d'état saburral des voies digestives, laissant des traces de
leur existence pendant un temps plus ou moins long, et qui
s'observent dans la fabrique de Lyon, mais sans que je puisse
les attribuer exclusivement à l'influence du tabac et de ses
préparations.

Les maladies qui appartiennent au système nerveux n'ont
point échappé davantage à la liste nombreuse de celles mentionnées par les auteurs. Quelques-uns de ces cas hystériformes très-isolés, qui se présentent quelquefois dans la manufacture, ont pu faire croire, contrairement à mon opinion,
qu'ils étaient occasionnés par la fabrication de ce produit ;
quoique ces exemples ne soient que de très-rares exceptions,
je ne passerai point sous silence une observation relative à ce
genre d'affection que je reproduirai parce qu'elle est intéres-
sante sous le rapport de ses complications et de l'importance qu'on lui a donnée ; elle appartient à une ouvrière
de la fabrique chez laquelle, il y a quelques années, se déclara
une véritable névropathie qui se communiqua soudainement
à tout un atelier, et fit, à cette époque, grand bruit dans le
public qui ne manqua point d'attribuer cette affection nerveuse à l'influence que nous combattons : cette ouvrière, âgée
de 26 ans, à laquelle j'ai donné moi-même plusieurs fois des

soins, femme d'un contre-maître attaché à la fabrique, d'un tempérament nervoso-sanguin, très-heureuse en ménage, mais prédisposée à des accès hystériformes, sous l'influence de la moindre contrariété, était entrée, comme toutes ses compagnes, à l'heure indiquée du matin dans son atelier des cigares; rien en elle ne faisait supposer la plus légère indisposition, lorsque sur les dix heures, elle se plaignit d'une douleur à l'épigastre, de céphalalgie et d'un malaise général; bientôt la face devient animée, les yeux fixes et brillants; les membres se contractent, et cette contraction se change en raideur tétanique accompagnée de paroles incohérentes, de vociférations et de tout le cortége de symptômes convulsifs; ses plus proches voisines s'empressent d'abord de lui porter secours; mais saisies elles-mêmes de frayeur, elles s'en éloignent avec précipitation, crient, s'agitent; quelques-unes s'arrachent les cheveux, et cette crise se communique ainsi successivement à la plupart de celles qui se trouvaient dans l'atelier, composé alors d'environ 50 à 60 ouvrières, que l'on fut obligé de conduire et même de transporter dans leur domicile hors de la manufacture, après leur avoir prodigué les premiers soins. Cet état ne fut pas de longue durée; les symptômes nerveux que je viens d'énumérer se dissipèrent insensiblement, firent place à un abattement général, et après le repos de la nuit, toutes ces ouvrières suffisamment rétablies, à part deux ou trois plus fatiguées que les autres, purent, le lendemain matin, reprendre leur travail comme les jours précédents; dès-lors tout rentra dans l'ordre.

On a persisté à croire pendant longtemps que cette crise nerveuse générale devait être attribuée non-seulement à l'odeur du tabac, mais également aux émanations de gaz provenant, dit-on, du mélange de divers acides dont on se servait à cette époque pour la préparation de ses feuilles. Cette dernière supposition, à mon avis, n'avait pas plus de valeur que la première ; car ces émanations de gaz devaient exister auparavant, se reproduisaient également après l'événement dont nous venons de parler, et cependant les mêmes phénomènes ne s'étaient point passés antérieurement, et ne se sont point davantage renouvelés dans la suite. Ce n'est pas d'ailleurs la première fois que de semblables faits se sont manifestés, et pour nous en convaincre, sans remonter à des temps très-reculés, nous n'avons qu'à nous reporter à la relation de cette épidémie dont on a pu lire la description dans les journaux, désignée sous le nom d'*Hystéro-Démonopathie*, qui a été observée à Morzine (Haute-Savoie) en 1857, 1858 et 1864, caractérisée par un état convulsif accompagné de phénomènes si extraordinaires et si inexplicables. Ces sortes d'affections qui, comme on l'a remarqué, se retrouvent surtout dans les agglomérations de femmes ou de jeunes filles, sous l'impression de la frayeur ou l'influence de l'imitation, se déclarent avec plus ou moins d'intensité, sous une forme plus ou moins bizarre et variée, et avec des symptômes qui ont certains rapports entr'eux suivant leur nature, suivant la cause qui les a produites.

Pour terminer le travail d'examen de la dernière question

que j'avais à traiter dans mes rapports annuels, j'ai cherché à savoir si les ouvriers employés dans la manufacture de Lyon, vivaient moins longtemps que les autres ouvriers en général, opinion exprimée par les auteurs anciens, et contredite par les médecins modernes. Si le mouvement de la population qui dans cet établissement, se renouvelle sans cesse ne permet point de prendre, à cet égard, des observations exactes et rigoureuses, je ne dirai pas cependant qu'il est impossible de savoir à quoi s'en tenir pour porter sur ce point un jugement sans appel. Lorsque j'inscris chaque annnée sur mon registre médical un assez grand nombre d'ouvriers dont la présence dans la fabrique date de dix ans, vingt ans, trente ans, et même quarante ans, ces exemples deviennent pour moi un témoignage qui fait autorité, et par conséquent nous devons admettre, dans ces derniers cas, que ces artisans ont passé à peu près toute leur vie à travailler le tabac, qu'un assez grand nombre d'entr'eux sont arrivés à un âge très-avancé, et je peux affirmer que je n'ai point remarqué que leur santé fut plus altérée, que leur vie fut plus compromise que celle de ceux qui se livrent à toute autre industrie. Parmi ces vieillards, il en est même qui présentent encore une bonne constitution, et qui ont conservé leur teint coloré habituel, un certain embonpoint, et leur état général n'annonce nullement que la fabrication du tabac ait exercé chez eux une influence délétère, ni sur l'organisation, ni sur le tempérament. Quant aux maladies mentionnées par les auteurs, telles que l'asthme, le catarrhe pulmonaire chronique, l'œdéme, l'irrégularité des fonctions du cœur et de la circulation, toutes ces affections sont reconnues, en général, pour être l'attribut de la vieillesse sous l'influence de l'ossification des vaisseaux plus ou moins avancée ou de toute autre cause, mais certainement étrangère au tabac, puisque toutes les classes de la société en fournissent chaque jour des exemples ; je suis donc de l'avis de M. Mélier, qui dit avec raison que si quelques inconvénients exceptionnels naissent de ses émanations, il se fait une compensation plus que suffisante pour que l'on ne puisse pas regarder la fabrication du tabac comme devant être rangée au nombre des établissements réputés insalubres ; car si, en manifestant ses effets primitifs, elle exerce une légère influence, mais toutefois de courte durée et sur un petit nombre d'individus qui débutent dans ce travail, il faut reconnaître que les observations des maladies consécutives enregistrées dans mes statistiques médicales ne deviennent précisément intéressantes, qu'au point de vue de toute absence de spécialité devant être attribuée à la manipulation et aux émanations de cette plante.

S'il m'arrive de trouver des contradicteurs qui m'accusent d'optimisme, je respecterai leur opinion ; mais je leur répondrai que quant à moi, je n'ai pu dire que ce que j'ai vu et observé ; l'administration me laissant, sous ce rapport, toute indépendance, tient avant tout à être éclairée, à obtenir des renseignements exacts, à savoir s'il existe des maladies essentiellement occasionées par la fabrication des tabacs, afin de lui fournir les moyens de les prévenir, et de les combattre ; ma mission est remplie.

Comme le service chirurgical entre en ligne de compte dans les rapports soumis à l'administration, je ne dois point oublier de le mentionner ici et de signaler son importance. Les lésions traumatiques sont assez fréquentes dans la manufacture de Lyon, et je suis, en effet, très-souvent appelé à en constater et à en traiter un certain nombre. Les maladies chirurgicales qui se remarquent principalement chez les hommes sont les hernies, les varices, les entorses, les lombagos, des accidents suite de coups ou blessures, chutes, piqûres..... Mais à part quelques exceptions qui, heureusement sont fort rares, ces accidents sont peu graves, et n'entraînent ordinairement qu'une incapacité de travail de quelques jours.

Telles sont les courtes réflexions que m'a suggéré le résultat de mes observations recueillies pendant plusieurs années dans la fabrique de Lyon ; en terminant ce travail, je ne puis me défendre contre un sentiment pénible, bien naturel, que j'é- prouve à la pensée de ne plus retrouver au sein de l'adminis- tration, celui qui avait hérité des qualités de son prédécesseur, qui, comme lui, avait su se concilier les sympathies de ceux qui venaient lui réclamer ses conseils et son appui ; mais si une mort prématurée est venue enlever M. Ambert, notre ancien di- recteur, elle n'effacera point les traces qu'il a laissées sur son passage ; car comme dernier témoignage que je puisse rendre à sa mémoire, nous pouvons dire qu'il a emporté avec lui dans la tombe, notre estime, notre considération et nos regrets.

C'est ainsi que des hommes distingués se succèdent, et qui, tels que nous les possédons encore aujourd'hui, ayant à leur tête notre digne directeur M. Girard, constituent cette administration, entourée, à si juste titre, de la haute considération dont elle a toujours joui, qui fait son autorité et sa force, en même temps qu'elle honore la manufacture impériale des tabacs de la ville de Lyon.

---

M. Jeannel, ingénieur, a été appelé à remplir les fonctions de directeur par intérim, jusqu'à la nomination de M. Girard, qui est venu occuper le poste laissé vacant par la mort de M. Ambert.

*Lyon, impr. Storck.*